AF609960

KYSTE ARTICULAIRE & PÉRIARTICULAIRE

du Genou. — Kyste de la Bourse séreuse praerotulienne.

Synovite des Tendons de la patte d'oie

observés simultanément et consécutivement à la blennorrhagie chez la femme.

par le Docteur Félix PAQUET, de Roubaix,

Lauréat de la Société de Médecine du Nord

(Concours 1876).

Les manifestations rhumatoïdes de la blennorrhagie ont plus souvent été décrites chez l'homme que chez la femme. M. ROLLET (1) reconnaît chez la femme l'existence de ces complications comme hors de doute; mais son extrême rareté n'en est pas moins un fait acquis et établi par la rareté même des observations produites jusqu'à cette époque.

Le petit nombre d'observations concernant les manifestations rhumatoïdes de la blennorrhagie chez la femme tient à deux causes : il arrive souvent que les femmes atteintes d'uréthrite et de vaginite blennorrhagiques, ne viennent pas consulter, soit que cette affection ne leur procure pas de sensation pénible, soit qu'elles attribuent l'écoulement uréthral ou vaginal à des pertes blanches

(1) ROLLET. — Traité des maladies vénériennes. Paris 1865.

exagérées. Une deuxième cause d'erreur est que, avant ces dernières années, on ne recherchait pas assez scrupuleusement l'existence de l'uréthrite. Les symptômes de l'uréthrite chez la femme, ne sont pas toujours aussi marqués que chez l'homme, ils passent quelquefois même inapperçus.

La femme en effet, se plaint rarement de l'urèthre et n'accuse au médecin que l'abondance des pertes blanches ou une prétendue maladie de matrice.

L'absence apparente de symptômes marqués du côté de l'urèthre, dans le cas d'uréthrite, avait conduit des auteurs à conclure à priori que l'uréthrite virulente est rare chez la femme. Effectivement, elle doit être rare si l'on s'en rapporte aux affirmations de la cliente ; mais ce qui tranche avant tout la question, c'est l'examen de l'urèthre et la recherche d'un écoulement ou de ses vestiges. Déjà en 1864 M. GUÉRIN (1) appelait l'attention des praticiens sur la nécessité de l'exploration de l'urèthre et des glandules périuréthraux chez la femme et concluait à la fréquence de l'uréthrite virulente. Or, comme les arthropathies surtout, reconnaissent comme cause l'uréthrite, virulente ou simplement inflammatoire et dépendent rarement de la vaginite ou de la blennorrhagie du col, on avait conclu de l'absence apparente de l'uréthrite à la négation chez la femme des complications articulaires consécutives à l'uréthrite blennorrhagique.

Cet examen minutieux de l'urèthre, le fait indiqué par M. GUÉRIN du siége possible de la blennorrhagie à son déclin dans les glandules périuréthraux, ont fait rattacher

---

(1) Maladies des organes génitaux externes de la femme. Paris 1864.

à l'uréthrite blennorrhagique de nombreux faits d'arthropathies que l'on mettait autrefois sur le compte des diathèses rhumatismales et goutteuses.

En 1867, M. Hémey (1) et plus tard M. Fournier, (2) dans une étude sur le rhumatisme blennorrhagique, insistaient sur les manifestations rhumatoïdes de la blennorrhagie chez la femme. M. le Dr Quinquaud (3) a recueilli aussi plusieurs faits très-bien observés sur le même sujet. Dans ces observations il est fait mention de ténalgie du tendon d'Achille; d'arthralgies multiples et d'arthrite du poignet gauche. Mais on ne trouve pas d'exemple de synovite tendineuse ni de kyste de bourse séreuse. Ce sont là en effet deux variétés de manifestations rhumatoïdes blennorrhagiques qui ne paraissent pas avoir été observées chez la femme.

Chez la femme on a cité les synoviales articulaires comme siége principal des manifestations rhumatoïdes de la blennorrhagie. Pour M. Quinquaud, le siége de prédilection de ces phlegmasies est chez la femme, les synoviales du poignet et du carpe ; chez l'homme, c'est la synoviale du genou qui est le plus souvent atteinte. Chez la femme cependant le genou peut aussi être atteint; il y en a plusieurs cas dans la science et notre observation en est un exemple.

Notons néanmoins que jusqu'ici, on a décrit chez la femme des manifestations rhumatoïdes intra-articulaires;

---

(1) Gazette des Hôpitaux. — Observations d'accidents articulaires avec uréthrite blennorrhagique chez la femme. Page 39. 1867.

(2) Contribution à l'étude du Rhumatisme blennorrhagique et annales de Dermatologie et de Syphiliographie. 1869.

(3) Gazette des Hôpitaux, 1876.

chez notre malade elles sont restées périarticulaires. Ce fait est inaccoutumé ; il n'y a eu aucune localisation intra-articulaire dont chacun connait les formes décrites : arthralgie, arthrite, hydarthrose consécutive à l'arthrite ou primitive d'emblée.

Non-seulement ces manifestations rhumatoïdes sont remarquables comme siége, mais aussi comme groupement. Sur le genou droit sont représentés, l'élément hydropique et l'élément phlegmasique des manifestations rhumatoïdes sur les synoviales articulaires et tendineuses et sur les bourses séreuses : le premier élément avec son caractère frappant d'indolence, le second peu grave d'ordinaire, tout en présentant quelquefois l'aspect d'un phlegmon circonscrit.

Cet exemple assez rare de localisation, ce groupement remarquable autour de la même articulation de lésions d'aspect si varié ; enfin, le fait observé chez les femmes, tels sont les motifs qui nous ont engagé à publier cette observation intéressante à plus d'un titre.

Observation. — La femme X., âgée de 42 ans, d'une bonne constitution, d'un tempérament mixte, demeurant à T., se plaignait dans les derniers jours du mois d'Août, de courbature et de malaise général. Deux jours après, elle éprouvait du prurit, du méat et du canal, ténesme et envies fréquentes d'uriner. Il y avait en outre gonflement et endolorissement des parties périuréthrales, un écoulement purulent empesant fortement le linge, et de l'intertrigo de la partie supérieure et interne des cuisses et de la rainure interfessière. La chaleur, la brûlure apparaissaient après une marche de quelques instants ; les douleurs irradiaient alors dans les aînes, le bassin et l'abdomen. A cette époque, le mari de notre malade, était porteur d'une orchite à droite.

Ces symptômes de blennorrhagie diminuèrent d'intensité au bout de trois semaines (18 Septembre). Pour tout traitement, la malade prenait des bains de siége. Le prurit, le gonflement et la douleur des parties périuréthrales diminuaient avec l'écoulement et il se faisait une fluxion inflammatoire se déplaçant d'un œil à l'autre : la vue était un peu confuse, les objets paraissaient comme voilés d'un léger nuage ; on observait en même temps, rougeur de la conjonctive, sensation de picottement et de plénitude dans l'œil, photophobie légère et larmoiement.

Ces symptômes d'aquo-capsulite, cessèrent au bout de trois jours (20 au 22 septembre) l'écoulement des parties disparut, il ne restait du côté des yeux, qu'un peu de larmoiement ; la vue était plus nette et plus assurée. Quand, sans cause appréciable, la malade fut aux prises avec des douleurs rhumatoïdes, ces douleurs étaient erratives ; c'étaient plutôt des fourmillements qu'une vraie douleur. Elles avaient envahi successivement, sous cette forme, le poignet droit, le coude, l'articulation de l'épaule ; puis, elles avaient occupé le membre supérieur gauche, pour se concentrer (24 septembre) sur le genou droit qu'elles ne devaient plus quitter. La marche devenait impossible, les douleurs s'exaspéraient par les mouvements et siégeaient uniquement dans les téguments périarticulaires de la région interne de l'articulation. Pendant ces derniers temps, la malade n'avait perdu ni sommeil ni appétit.

Le médecin appelé, fit appliquer du côté interne de l'articulation des compresses arrosées d'eau blanche et fit en outre remarquer à la malade qu'il y avait de l'eau autour du genou et qu'il serait nécessaire d'appliquer un vésicatoire dans la région externe de la jointure. Ne voulant pas recourir à l'emploi du vésicatoire, la malade me fit appeler pour la soulager par un autre moyen.

Aidé des commémoratifs qui précèdent et qui faisaient penser à priori à des manifestations rhumatoïdes de la blennorrhagie dont elle m'avait signalé l'existence, je pratiquai l'examen des parties génitales.

Je portai le doigt recourbé en crochet dans le vagin et comprimant le canal d'arrière en avant, j'y constatai un peu de rougeur et un léger suintement ; en même temps en comprimant le canal de l'urèthre je vis une gouttelette de pus à l'entrée d'une des glandules placées au dessous du méat et en dehors. Je pratiquai ensuite l'examen au spéculum ; un flot de pus vint s'engager entre les valves de l'instrument ; ce pus enlevé, on distinguait quelques granulations sur le col et des érosions superficielles semblables à de l'herpès, aussi bien sur la face vaginale du col que sur le cul-de-sac vaginal postérieur. Après avoir constaté ces symptômes d'uréthrite et de vaginite à leur déclin, mon attention se porta sur le genou droit. Le genou droit (24 septembre) est d'un volume plus considérable que celui du genou gauche. Ce volume est irrégulier, l'articulation n'est pas fusiforme, l'augmentation de volume et la déformation de l'article ne porte que sur les régions tricipitale externe et praerotulienne. Du côté interne la forme de l'article n'est pas altérée ; les téguments de la région interne, dans l'étendue de la paume de la main sont rouges, chauds, empâtés, tendus, sensibles à la pression. La tuméfaction de la région interne, étalée en surface et non acuminée, a l'aspect d'un phlegmon circonscrit.

En usant de précautions convenables, on peut s'assurer que la douleur n'appartient pas à l'article ; l'articulation a conservé ses mouvements ; la douleur n'existe que dans la région de la patte d'oie et dans la flexion forcée. En fléchissant la jambe sur la cuisse la malade éprouve des douleurs contondantes intolérables, qui irradient dans le mollet et à la partie antérieure de la cuisse.

En palpant légèrement la région interne, on constate plusieurs tuméfactions peu marquées, allongées et parallèles à la direction des tendons de la patte d'oie; suivant de dedans en dehors des direction convergentes, l'empâtement de la région n'est ni dur ni considérable; il y a un peu de rénitence des tissus. Tel est l'état des téguments périarticulaires de la région interne.

Le côté externe présente des détails tout différents ; c'est de ce côté surtout qu'existe la déformation ; la région offre un volume considérable, mais le gonflement est extra-articulaire, il n'appartient pas à l'article. On trouve en effet dans la région externe, une tumeur en forme de croissant, oblongue, large de 4 centimètres, haute de 6 et longue de 10 centimètres ; tumeur à convexité supérieure et externe à concavité inférieure et interne, embrassant la périphérie de la rotule qu'elle domine.

Le début a été inaperçu, la tumeur s'est formée rapidement en moins de quatre jours ; il y a absence de coloration a la peau, on n'observe ni rougeur ni circulation supplémentaire ; la température de la région externe est la même que celle du genou gauche en un point homologue.

La tumeur offre une translucidité obscure, sans doute à cause de l'épaisseur des parois ou de la consistance du liquide du contenu, ou de ces deux causes réunies. De plus, elle est irréductible, le liquide ne peut être repoussé dans l'article par une pression lente et uniforme. En exagérant la demi-flexion du genou, la tumeur est étendue, immobile; elle s'étale au dessous du muscle triceps, remonte à 7 centimètres environ de la rotule et circonscrit celle-ci en haut, en dehors et en bas.

La tumeur reproduit la forme connue des culs-de-sacs sous-tricipital et externe de la synoviale articulaire.

De plus on peut s'assurer qu'il n'y a pas de liquide dans la jointure. En appliquant les doigts sur les parties latérales interne et externe de l'article, on ne perçoit pas de fluctuation d'une partie à l'autre ; la rotule n'est pas soulevée ; elle continue à rester appliquée exactement sur les condyles ; elle ne vient pas à heurter la poulie fémorale, lorsqu'on vient à exercer une pression sur elle, après avoir placé la jambe dans l'extension.

La tumeur que je viens de décrire, occupant les culs-de-sacs sous-tricipital et externe de la synoviale n'est pas seule ; il en existe une autre dans la région praerotulienne. Cette deuxième tumeur est bilobée ; chaque lobe du volume d'une petite noisette est séparé par le tendon rotulien qui est soulevé par la tumeur ; la fluctuation est manifeste d'un lobe à l'autre ; mais, elle ne se propage pas au kyste des culs-de-sacs synoviaux.

Dans la demi-flexion forcée, les saillies sont plus marquées, tendues, non dépressibles. En outre la rotule n'est pas soulevée par une pression exercée au niveau de cette tumeur; l'absence de soulèvement de la rotule, permet de constater que cette collection est bien située en dehors de la synoviale; elle paraît occuper la bourse muqueuse praerotulienne.

Dans les différents mouvements de flexion et d'extension imprimés à l'articulation, la patiente a éprouvé des douleurs plutôt occasionnées par la phlegmasie des téguments périarticulaires et internes et par la surdistension des téguments externes que par une arthrite concomittante.

A cet ensemble de symptômes, se joint un œdème du membre inférieur, froid et peu douloureux. On peut aussi noter que la jambe est légèrement fléchie sur la cuisse dans une position intermédiaire entre la demi-flexion et l'extension complète.

Traitement. — Le traitement devait porter sur deux indications : guérir la phlegmasie des tendons de la patte d'oie et résoudre les deux kystes. Le premier point fut rempli, en faisant sur la région interne des applications résolutives; calomel à doses fractionnées, immobilisaton du membre inférieur dans une gouttière. La phlegmasie céda rapidement et il ne restait au bout de quelques jours que la douleur qui résista moins intense pendant quatre semaines au moins.

Ce premier résultat obtenu (28 Septembre), je ponctionnai le kyste périarticulaire. La paroi du kyste offrait une résistance assez grande et le trocart dut être enfoncé de un centimètre et demi, avant d'atteindre au liquide. L'écoulement du liquide s'établit, mais cessa peu après; je pensais que la canule était obstruée et essayais de la déboucher; il ne se rétablit pas. Pensant alors au cloisonnement possible de la cavité kystique, le trocart fut retiré de quelques lignes et porté successivement dans diverses directions. Le jet se rétablit, le kyste fut vidé à moitié et je fis une injection de teinture d'iode en portant le trocart à des profondeurs et dans des directions différentes. Puis le trocart fut brusquement retiré, avec la précaution de poser un doigt près de la pointe, afin d'empêcher le plus possible l'entrée de l'air; le kyste fut légèrement malaxé pour que le liquide s'insinuât dans tous les points. Quant au kyste de la bourse muqueuse praerotulienne, j'essayai le procédé de M. Panas pour le traitement des kystes peu volumineux. J'injectais avec une seringue de Pravaz cinq gouttes de teinture d'iode dans chacune des deux tumeurs voisines du tendon rotulien et sans en vider le contenu.

L'opération faite, le genou fut badigeonné avec du collodion riciné et maintenu dans l'immobilité, au moyen d'une gouttière.

La malade se plaignit beaucoup de sensation de brûlure dans les deux kystes et aux endroits ponctionnés; mais la réaction fut peu marquée; il n'y eut ni phénomènes généraux ni troubles nerveux.

La malade s'est trouvée considérablement soulagée (30 Septembre); le repos absolu est maintenu.

Vers le 10 Novembre le genou était revenu à l'état normal, sauf dans la région praerotulienne où persiste un peu d'empâtement.

Les hydrophlegmasies périarticulaires n'ont pas altéré les mouvements de la jointure; l'extension et la flexion se font librement. Il n'y a qu'un peu de roideur dûe à l'immobilisation du membre inférieur.

Revue en Décembre, la malade marche en s'appuyant sur un bâton.

Examen du liquide. — Le contenu du kyste périarticulaire est un liquide séreux ; il en a été retiré 120 grammes, à peu près la moitié de ce que contenait la cavité kystique. Quelque temps après l'opération, deux couches se sont formées au sein du liquide : une couche solide occupant le sixième de l'espace du liquide, et une couche aqueuse, occupant les autres cinq sixièmes du volume total.

La couche solide, constituée par des flocons pseudo-membraneux, gélatiniformes, se trouve formée à l'examen microscopique (1), par de rares filaments fibrillaires de fibrine. Les mailles de ce coagulum fibrineux renferment des cellules épithéliales pavimenteuses, peu nombreuses, gonflées presque sphériques, infiltrées de mollécules graisseuses ; en un mot des cellules épithéliales en voie de dégénérescence granulo-graisseuse. On en voit aussi d'autres plus minces, plus pâles à noyaux multiples très distincts et très volumineux (imprégnation de la coupe par le nitrate d'argent).

La couche liquide, jaune foncé, renferme :

1° Des éléments organiques, coagulables par l'acide azotique versé au 1/10 et insolubles par la chaleur, ce sont des matières albuminoïdes.

---

(1) Grossissement de $\frac{1}{350}$

2° De la matière colorante jaune. En filtrant le liquide après addition d'acide acétique, cette matière colorante reste fixée sur le filtre accompagnant les matières albuminoïdes. Une solution de cette matière colorante dans l'alcool et traitée par l'acide azotique nitreux est décolorée. Ce caractère indique la présence de l'hématoïdine.

Réflexions. — I. Le genou droit présente sumultanément plusieurs variétés de manifestations rhumatoïdes de l'uréthrite blennorrhagiques.

A. Dans la région interne, on trouve une synovite sèche des tendons de la patte d'oie, ayant l'aspect d'un phlegmon circonscrit et dont la résolution a été complète en quelques jours. La douleur avait disparu en partie avec la tuméfaction; mais, elle revenait de temps à autre sous forme de lancements. La douleur résista du reste au traitement antiphlogistique, moins forte il est vrai.

Les exemples de synovite de la patte d'oie sont très-rares : on en connait un cas cité par M. MAURIAC (1) et observé chez l'homme à la suite d'une uréthrite probablement non virulente.

B. Dans les régions externe et praerotulienne, on remarque un kyste de la bourse muqueuse praerotulienne et un kyste des culs-de-sacs externe et sous-trécipital. Des exemples de kyste de la bourse praerotulienne ont été observés plusieurs fois chez l'homme; l'observation de notre malade prouve sa présence possible chez la femme.

Quant au kyste périarticulaire, des culs-de-sacs synoviaux, il est remarquable autant par son volume que par le

---

(1) Gazette des Hôpitaux. — N° 25. - Mars 1876.

siége, l'étiologie et l'anatomie pathologique. Ce fait assez rare de kyste périarticulaire n'a été observé qu'une fois et ce serait d'après DESPRÉS, dans la clinique de Nélaton (1); chez le malade de Nélaton, le kyste occupait le cul-de-sac externe de la synoviale du genou.

Comme siége, ce kyste périarticulaire est non seulement une tumeur rarement observée, on peut ajouter qu'il est chez la femme une manifestation rhumatoïde peu commune de la blennorrhagie. L'étiologie cependant n'est pas douteuse; les deux époux ont été consécutivement atteints de blennorrhagie; le mari était porteur d'une orchite quand j'ai été appelé à donner des soins à sa femme. Les phlegmasies périarticulaires ont été apyrétiques et la douleur qu'a provoquée la synovite tendineuse a été remarquable par sa ténacité; chacun reconnait ces deux caractères types des complications blennorrhagiques.

En outre il y a eu absence de sueurs; les urines n'ont pas été modifiées. La malade n'a jamais eu de rhumatismes. L'auscultation n'a rien révélé du côté du cœur. C'est donc la blennorrhagie qui a provoqué les deux kystes observés chez notre malade et une synovite tendineuse.

Les auteurs se sont efforcés d'établir la raison mystérieuse de cause à effet : de rechercher l'étiologie de ces manifestations jusqu'alors peu connues. On a émis plusieurs opinions dans une séance restée célèbre de la société médicale des hôpitaux de Paris. M. LORRAIN a créé le rhumatisme génital : une irritation quelconque des organes génito urinaires, pourrait également provoquer une arthrite analogue à l'arthrite blennorrhagique.

(1) Diagnostic des tumeurs. (DESPRÉS).

D'autres ont nié le rhumatisme génital et ont affirmé l'existence du rhumatisme blennorrhagique ; la diathèse arthritique était latente jusque là ; la blennorrhagie a été la cause provoquante des manifestations rhumatismales. Telle est la théorie mise en avant par MM. FOURNIER ET MAURIAC.

M. PÉTER répond qu'il n'y a ni rhumatisme génital ni rhumatisme blennorrhagique, mais blennorrhagie rhumatismale.

L'épithète rhumatismale qualifiant la blennorrhagie n'est peut-être pas bien exacte. En effet de la comparaison des arthropathies rhumatismales avec celles qui sont consécutives à la blennorrhagie, il ressort plusieurs différences profondes que M. FOURNIER a fait ressortir dans un parallèle de ces manifestations si différentes dans leur symptôme, leur évolution et leur durée. Aussi, afin de caractériser cette différence faudrait-il adopter ainsi modifiée la proposition de M. PÉTER : il n'y a ni rhumatisme génital, ni rhumatisme blennorrhagique mais blennorrhagie rhumatoïde. Il n'y a pas là un jeu de mots : l'expression rhumatoïde fait mieux ressortir, que les complications de la blennorrhagie n'ont du rhumatisme que l'apparence et s'en distinguent aisément par l'intensité et la durée des symptômes le pronostic et la terminaison. Si la diathèse rhumatismale existe chez le blennorrhagique, les complications rhumatoïdes pourront prendre une allure mixte se rapprochant de la marche du rhumatisme ; mais la diathèse rhumatismale ne doit pas être invoquée pour expliquer l'existence des manifestations articulaires. Le rhumatisme se manifeste en effet surtout par le froid et l'humidité chez des sujets anémiques ou déjà affaiblis. Peut-on avancer que de même, le porteur d'une blennorrhagie sera sujet aux manifestations articulaires à la suite d'un refroidissement pendant ou après le coït? Peut-on reconnaître également aux manifestations intra-oculaires la même cause du refroidissement? Cette opinion reviendrait à dire que l'inflammation de la membrane de Descemet dépend d'un refroidissement de l'intérieur de l'œil.

D'un autre côté, on a dit que la blennorrhagie ne détermine pas d'état général; qu'elle n'est qu'une maladie locale, qui, comme l'uréthrite consécutive au cathétérisme, détermine des arthropathies et même une fièvre dite uréthrale. Comment dans cette hypothèse, interpréter les complications intra-oculaires consécutives à la blennorrhagie et qu'on ne rencontre jamais à la suite du cathétérisme?

Pour nous, la blennorrhagie est une affection toute locale des tissus épithiliaux, caractérisée localement dans l'urèthre, le vagin, ou le col ou simultanément dans ces trois organes par l'exfoliation de l'épithelium; les autres localisations proviennent d'une constitution altérée, d'un tempérament morbide; dans ces différentes circonstances les tissus les moins vasculaires sont les premiers atteints. De sorte que l'on peut dire que la maladie exprime sa nouvelle façon d'être par des manifestations successives, similaires sur des tissus homogènes; affectant les tissus qui sont le plus soumis à des actions purement physiques, telles que la fatigue et le frottement. Cette loi de fatigue et de frottement exprimée par M. Péter, permet de démontrer les affinités de la blennorrhagie avec les séreuses en général.

De même que le rhumatisme, la blennorrhagie n'est pas toujours suivie de manifestations généralisées. Cette exception n'est pas complètement élucidée dans l'état actuel de la science; mais on peut dire par anticipation, ce qui est reconnu par la clinique, que ces manifestations généralisées apparaissent surtout chez les sujets anémiques de fait ou chez ceux qui pour une cause quelconque le sont passagèrement.

De même que le rhumatisme, la blennorrhagie peut surprendre une constitution altérée et un tempérament morbide; dans ces conditions les phlegmasies frappent ce qu'il y a de moins vital. Il est dès lors facile de rattacher à sa véritable étiologie les manifestations arthropatiques et intra-articulaires de la blennorrhagie.

Qu'ya-t-il de moins vital que la membrane de Descemet et les synoviales articulaires? La membrane de Descemet est dépourvue de nerfs, c'est une simple membrane de glissement; elle n'a pas de vaisseaux propres et se nourrit par imbibition; ce n'est même pas une séreuse, mais un simple revêtement épithélial à cellules pavimenteuses.

Les membranes synoviales sont mieux constituées en général; le tissu épithélial a pour substratum une couche de tissu conjonctif dans laquelle on trouve des vaisseaux et des nerfs. Mais en bien des endroits cequ'on est convenu d'appeler avec Bichat membrane synoviale n'existe pas: le tissu épithélial constitue à lui seul toute la synoviale. Non seulement les tissus épithéliaux sont peu vitaux, ce sont eux aussi qui supportent des frottements répétés et une pression incessante. Cette remarque est aussi vraie pour la membrane de Descemet, que pour les synoviales en général.

L'accomodation de l'œil pour les différentes distances se fait à chaque instant et il nécessite de la part de la cornée une fatigue pour ainsi dire perpétuelle. On sait en effet, que dans l'accomodation pour une petite distance, la surface antérieure du cristallin devient plus convexe et se rapproche de la cornée, pendant que la surface postérieure du cristallin et la cornée restent sans modification. La pression se transmet directement à la membrane de Descemet et détermine une fatigue incessante de cette membrane. La pression de l'épithélium est du reste démontrée par l'étude microscopique des diverses couches de ce tissu ; les cellules les plus superficielles sont plus aplaties, plus minces, plus pâles que celles de la couche plus profonde.

Il en est de même pour les articulations ; c'est un fait d'observation que les jointures qui sont le plus souvent atteintes, sont celles qui fatiguent le plus, celles qui subissent le plus de frottement. Il est aisé de citer comme telles, le genou et le carpe ; le carpe est plus souvent atteint chez la femme.

C. Le kyste des culs-de-sacs sous-tricipital et externe ne communique pas avec l'article. Cette indépendance de la tumeur touche à un détail anatomique intéressant. Les culs-de-sacs communiquent à l'état normal avec la synoviale articulaire. Mais dans le cas de phlegmasie, des adhérences peuvent s'établir, obstruer l'isthme de communication et constituer une cavité close, indépendante de la synoviale articulaire. Tel a été le cas observé chez un malade de Nélaton, telle est aussi la particularité que présente notre observation.

D. On peut préférer la ponction aspiratrice au vésicatoire pour le traitement des hydrophlegmasies consécutives à la blennorrhagie.

Quant aux kystes de petit volume la méthode de M. PANAS suffit.

Imp. Duthoit-Paquot—Roubaix.

www.ingramcontent.com/pod-product-compliance
Ingram Content Group UK Ltd.
Pitfield, Milton Keynes, MK11 3LW, UK
UKHW020412250726
13967UKWH00006B/2611